Joachim Gülden hat vor seinem Medizinstudium zunächst Japanologie und Völkerkunde studiert. Seit mehr als 20 Jahren arbeitet er als Radiologe in eigener Praxis in Lindau/B. Sein Hauptanliegen ist es, abgesehen von seiner fachspezifischen Praxistätigkeit, die Möglichkeiten der Sprache zu nutzen, um Methoden der Dialoggestaltung zu entwickeln, die dazu geeignet sind, die Selbstheilungskräfte im Patienten zu fördern.

Dr. Joachim Gülden

Humor in der Praxis

Ja geht das denn?

tao.de

Autor: Dr. Joachim Gülden

Printed in Germany

Verlag: tao.de in: J. Kamphausen Mediengruppe GmbH, Bielefeld · www.tao.de

Bibliographische Information der Deutschen Nationalbibliothek: Die Deutsche Nationalbibliothek verzeichnet diese Publikation in der Deutschen Nationalbibliographie; detaillierte bibliographische Daten sind im Internet über http://dnb.de abrufbar.

ISBN
Paperback: 978-3-96051-032-1
Hardcover: 978-3-96051-033-8
e-Book: 978-3-96051-034-5

Vorwort

Neulich gab ich einer lieben Freundin das Manuskript dieses Buches mit der Bitte, es mit kritischem Blick durchzulesen, womit ich „ein bisschen kritisch, aber nicht allzu kritisch“ meinte. Als sie mir das Manuskript zurückgab, spürte sie wohl meine Sorge und der strenge, vielleicht auch nur konzentrierte Gesichtsausdruck wich einer stetig zunehmenden, freundlichen Zugewandtheit, die schließlich sogar eine Spur von Belustigung aufwies, was ihr wesentlich besser zu Gesicht stand.

„Weißt du“, sagte sie, „wenn man dich kennt …“, dann machte sie erst einmal eine Pause, während der ich innerlich wieder zusammenschrumpfte, „… dann kann man deine Art von Humor ganz gut verstehen.“ Ich wartete das „aber“ in ihrem Satz gar nicht erst ab und fragte: „Meinst du, dass man meinen Humor nur dann versteht, wenn ich zuvor von A bis Z meine ganze Lebensgeschichte erzählt habe?“ Darauf lächelte sie mich an, legte ihren Kopf schief und antwortete: „Na ja, es muss ja nicht gleich deine ganze Lebensgeschichte sein, aber du solltest dem Leser zumindest verständlich machen, was du für ein Typ bist und was dich dazu bewogen hat, etwas über ‚Humor in der Praxis' zu schreiben."

Nach diesem Gespräch setzte ein tiefes Nachdenken bei mir ein, das im Grunde bis heute andauert.

Mein Weg vom Küken zum Clown

Wenn ein Baby nach der Geburt gelb und von Tag zu Tag mehr wie ein Küken aussieht, dann kann eine gefährliche Erkrankung dahinterstecken. So war das jedenfalls bei mir. Aber wie ein „chinesisches Küken" auszusehen war, zumindest sehe ich das heute so, auch eine humoristische Leistung – schließlich hatte ich nur wenige Tage zum Üben gehabt. Mein Vater und die anderen Ärzte hatten keinen Sinn für mein humoristisches Talent, was ich ihnen ziemlich übel nahm und von da an nur noch kaukasisch weiß aussah. Für einen Clown ist das nicht schlecht: Man braucht nur noch eine rote Nase und kann Geld für Schminke sparen.

Zum Clown wurde ich vollends in der Schule. Das lag daran, dass ich, als ich mit sieben Jahren als Nordlicht im tiefsten Allgäu zwischen Kälbern und Kindern eingeschult wurde, niemanden verstand und mich, was ich als ausgleichende Gerechtigkeit betrachtete, auch niemand verstand. Das war Anfang der 60er-Jahre des letzten Jahrhunderts. Die Zeichensprache, die ich einsetzte, reizte aber viele Kinder und auch einige Erwachsene zum Lachen, sodass ich bald zum Klassenclown befördert wurde. Abgesehen davon war ich einsam und je älter ich wurde, desto befremdlicher fanden mich wohl viele Klassenkameraden, unter anderem auch, weil ich mich mehr für Dostojewski und Emil Nolde als für die Rolling Stones und Tina Turner interessierte.

Nach der Schule studierte ich anfangs Japanologie und ein bisschen Völkerkunde und Kunstgeschichte mit der Absicht, Dialektforschung in Japan zu betreiben. Immerhin hatte ich schon im Alter von sieben Jahren mit der Erforschung des Allgäuer Dialektes wesentliche Basisarbeit für diese Interessenslage geleistet. Als meine Eltern mich beknieten, etwas „Anständiges“ wie z. B. Medizin zu studieren und mir dauernd vor Augen hielten, dass ich mit meiner Berufswahl später einmal am Hungertuch nagen würde, hätte ich sagen sollen, dass ich Ratten toll finde und mir der Rest Wurscht ist. Habe ich nicht, sonst wäre ich heute keiner von diesen Medizinmännern, die ihre Mitmenschen, wenn sie ihnen in der Fußgängerzone begegnen, in solche mit und ohne Fersensporn einteilen und bei jedem Hüsterchen gleich an eine Tuberkulose oder eine Lungenentzündung denken.

Während des Studiums mutierte ich zum Neurotiker im Stile eines Woody Allen, und zwar bis zu dem Punkt, dass meine erste wirkliche Freundin Sylvia mich fragte, wer ich nun eigentlich sei, denn wenn ich weiter vorhätte als mentales und optisches Woody-Allen-Double durchs Leben zu gehen, dann würde sie sich von mir trennen. Wenig später endete unsere Beziehung. Zuletzt bekam sie schon bei den allerkürzesten Woody-Allen-Erzählungen rote Flecken im Gesicht, sogar bei der Kurzgeschichte[1] vom Mann, der morgens aufwacht und feststellt, dass er sich in seine eigene Plattfußeinlage verwandelt hat … kann man das verstehen? Nichts, was sie nur im Entferntesten an Woody Allen erinnerte, konnte sie mehr ertragen. In späteren Jahren verwandelte ich mich gerne in Groucho Marx und Charly Chaplin, hielt es aber nie lange in diesen Rollen aus, wie meine erste Frau sicher jederzeit bestätigen könnte. Zum Zeitpunkt der Scheidung hatte ich schon längst die Rolle der Mrs. Doubtfire, ursprünglich genial verkörpert von Robin Williams, adaptiert. Je älter ich wurde, desto häufiger übernahm ich allerdings die Rollen, die mir auf den Leib geschrieben waren, also schon vom Ursprung her mit mir selbst zu tun hatten. Man kann das natürlich als „altersbedingte Adynamie“ deuten, aber ich habe mich dazu entschlossen, es als Reifungsprozess anzusehen.

Als ich mein Staatsexamen in der Tasche hatte, entschied ich mich, Radiologe zu werden, weil das Fach nicht so weit weg war von der Kunstgeschichte und ich Bilder schon immer geliebt hatte. Anatomische Studien betrieb ich ja immerhin schon im Alter von zehn Jahren, als ich, um ein Beispiel zu nennen, einen in lauter Einzelteile zerstückelten schwarzen Kater auf quietschgelbem Grund malte. Der Kater war natürlich ich selbst. Meine Mutter erschrak über das Bild, sprach mit meinem Vater und der sagte mir, nachdem er mein Bild wie einen noch unbekannten Picasso nach allen Regeln der Kunst untersucht hatte, dass es wohl nicht für die Aufnahme in eine Kunstakademie reichen würde. Er war eben ein vernünftiger Mann. Schließlich hatte er mich, als ich acht Jahre alt war, bereits zum Professor der Mathematik ernannt, weil ich ihm ohne Zögern sagen konnte, dass neun mal neun die Zahl 81 ergibt. Allerdings entsprach seine Antwort wohl nicht dem, was meine Mutter erwartet hatte: Ihr ging es eher um mein Seelenheil und nicht um die Aufnahme in irgendeine Akademie der Künste.

Um mein Seelenheil kümmerte ich mich später selbst. Eine meiner ersten Maßnahmen zum Erhalt desselben war mein Austritt aus der katholischen Kirche. Eine absolute Meisterleistung in katholischem Humorismus war das Schreiben des beleidigten Gemeindepfarrers, der mich rügte, dass ich ihn nicht vor meinem Austritt konsultiert und um Erlaubnis gebeten hatte.

Am meisten lernte ich in religiöser Hinsicht von einem radiologischen Oberarzt, der schon ein Leben als Theologe und als Anästhesist hinter sich hatte. Er war zum Alkoholiker geworden, weil er das Leid des von seiner Grundverfassung her sterblichen Menschen nicht ertragen konnte, und hatte sich, als er wieder trocken war, von den Sterbesakramenten bis zum Röntgenbild eines Neugeborenen vorgearbeitet. Er rauchte wie ein Schlot und erzählte mir, meist unterbrochen von einem nervösen Glucksen und undefinierbaren Meckerlauten, bei denen mir das Bild eines beschwipsten Ziegenbocks in den Sinn kam, von seinem Kuvasz, einem ungarischen Hirtenhund, der klüger sei als alle MTAs zusammen. Man konnte es seinem Blick ansehen, wenn er wieder von seinem Haus in der Nähe von Székesfehérvár träumte, an dem er im Urlaub immer selbst weiterbaute, weil die ungarischen Bauarbeiter, wie er sagte, „nur Mist machten“. Er war noch nicht fertig mit dem Bauen und dem Träumen, als ihn vor dem eigenen Haus am Eselsberg in Ulm eine Hirnblutung ereilte, die ihn zum Invaliden machte. Das war tragisch und wir alle fühlten mit ihm. Er war vor diesem Ereignis ein guter Oberarzt gewesen und noch dazu ein feiner Mensch, der allen MTAs immer erlaubt hatte, in seinem Arztzimmer zu rauchen, und es nie übers Herz brachte „Nein" zu sagen, wenn man eine Bitte an ihn richtete. Wenn ich eine Frage hatte, versuchte ich ihn immer *vor* seinem Zimmer abzupassen, denn die Rauchwolke, die einem daraus entgegenquoll, war so dicht, dass ich nicht sagen konnte, welche Möbel und Bilder er in seinem Zimmer hatte.

Meine Niederlassung als Radiologe in Lindau im Jahre 1995 war vor allem der Tatsache geschuldet, dass ich völlig bankrott war. Genauer gesagt teilte mir mein Bankberater mit, dass es mir als Oberarzt an der Uniklinik in Ulm nie gelingen würde, meine Schulden zurückzubezahlen. Da meine damalige Ehefrau hobbymäßig ständig neue Kleider kaufte, obwohl das Geld kaum reichte, um die Miete zu bezahlen, und mein Psychotherapeut, den ich sehr mochte, meinte, dass „die Zeit reif dafür sei" – wobei er mir allerdings nie sagte, wofür – wagte ich den Schritt der Niederlassung. Anschließend trennte ich mich von meiner Frau und meinem Psychotherapeuten und habe beides bis zum heutigen Tag nie bereut.

Ich kann mich nicht erinnern, dass es bei mir eine „kopernikanische Wende" von einer faktenorientierten ärztlichen Grundeinstellung zu einer auf den Patienten ausgerichteten Berufsauffassung gegeben hätte. Für mich waren die Daten, Regeln und Formeln, die mich das Studium lehrte, immer nur eine zwar unabdingbare und notwendige Grundlage für die Ausübung meines Berufes, standen aber nie im Zentrum meines ärztlichen Handelns. Viel wesentlicher war für mich in Erfahrung zu bringen, was die Patienten, die mir begegneten, krank gemacht hatte und warum sie gerade diese und keine andere Erkrankung bekommen hatten. Und natürlich, welche Art von Hilfe sie brauchten, um ihre Kraftquellen mobilisieren zu können und wieder gesund zu werden.

Noch zur Schulzeit besuchte ich an manchen Nachmittagen auf die Bitte meines Vaters hin Patienten, die auf seinen Stationen lagen, und las ihnen etwas vor. Dabei handelte es sich meist um Patienten, die zum Beispiel wegen einer Hepatitis lange Bettruhe verordnet bekommen hatten. Bereits damals machte ich die Erfahrung, dass die Patienten meine Art des Vorlesens mochten und dass etwas in ihnen lebendig wurde, wenn ich mich mit ihnen unterhielt, etwa so wie es einer vernachlässigten Pflanze geht, wenn man sie gießt. Kam dann eine Krankenschwester herein, die es sehr eilig hatte und vielleicht gerade kein freundliches Wort fand, konnte ich manchmal richtig spüren, wie sich das Leben wieder aus „meinen Patienten" zurückzog und sich wieder eine Bedrückung ausbreitete, die zuvor schon fast verschwunden war. Rückblickend glaube ich, dass ich bereits damals unterschwellig ein Verständnis dafür entwickelte, dass Lachen eine befreiende Wirkung hat und damit die Selbstheilungskräfte fördert.

Später, als ich kleine Kinder hatte, las ich ihnen öfter die Geschichte von Sabine und dem Wettermacher aus dem Buch „Der Leuchtturm auf den Hummerklippen" von James Krüss vor, ein Buch, das ich selbst durch alle Irrungen und Wirrungen meines Lebens hindurch sehr geliebt habe. Die Geschichte handelt von einem Mädchen namens Sabine, die im Winter Geburtstag hat, und sich sehr wünscht, nur ein einziges Mal ihren Geburtstag im Garten feiern zu können – so wie die anderen Kinder, die im Sommer Geburtstag haben. Einmal in der Zeit vor ihrem Geburtstag lassen die Eltern ihr Adressbuch versehentlich neben dem Telefon liegen und das Mädchen findet die Telefonnummer des Wettermachers. Mutig wie sie ist, ruft sie den Wettermacher an und erzählt ihm von ihrem Wunsch. Und siehe da, an ihrem Geburtstag kommt der Wettermacher tatsächlich, hängt für eine Stunde eine Sommersonne in den größten Apfelbaum in ihrem Garten und binnen kurzer Zeit ist der Schnee geschmolzen. Der ganze Garten ist auf einmal voller duftender Blumen und zwitschernder Vögel und die Kinder spielen und spielen und genießen den Sommer. Nach dieser Stunde holt sich der Wettermacher wieder seine Sonne und der Garten bekommt sein Winterkleid zurück, doch das Mädchen ist ganz selig darüber, dass ihr Wunsch in Erfüllung gegangen ist.

Gestern erinnerte ich mich nach langer Zeit wieder an diese schöne Geschichte. Dabei verschmolzen die Geschichte und meine Gedanken über Humor und mir kam der folgende Satz in den Sinn: „Vielleicht ist Humor ja nichts anderes als eine Art ‚Sonne im Winterbaum des Krankseins'?" Wäre es, wenn man diese Geschichte einmal weiterspinnt, nicht jedem Patienten zu wünschen, dass er die Nummer des „Wettermachers" findet, der mit der Wirkkraft und Wärme seines Humors die Hindernisse kleiner werden lässt, die einer Entfaltung der eigenen Selbstheilungskräfte im Wege stehen?

Ich glaube, dass Humor wesentlich dazu beiträgt, dass wir alle, egal ob gesund oder krank, mehr Abstand von unseren alltäglichen Problemen beziehungsweise von unserem Kranksein gewinnen können. Ängste und seelische Verspannungen, die einer stimmigen Problemlösung oder Entfaltung der Selbstheilungskräfte im

Wege stehen, lassen nach. Dabei spielt das „Klima" eine ganz wesentliche Rolle. Ob wir uns in unseren zwischenmenschlichen Beziehungen wohlfühlen und bei unseren Verrichtungen Erfolg haben, hängt nämlich ganz wesentlich vom Klima ab, in das wir und unsere Mitmenschen eingebettet sind. Dies gilt insbesondere, wenn es um Fragen der Heilung geht. Ich bin der festen Überzeugung, dass Humor das Klima zwischen Arzt und Patient und darüber hinaus das Klima in einer Arztpraxis in einer Weise positiv beeinflussen kann, dass es allen Beteiligten, also nicht nur den Patienten, sondern auch den Mitarbeitern und nicht zuletzt auch den Ärzten, die in dieser Praxis arbeiten, zugutekommt.

Ich wünsche Ihnen beim Lesen der folgenden Seiten viel Vergnügen und würde mich freuen, wenn Ihnen das passiert, was man sonst im Leben zu vermeiden versucht – dass Sie sich von meiner Art von Humor anstecken lassen!

Sigmarszell, den 25. Januar 2016

Humor in der Praxis – ja, geht das denn?

Es gibt Kinder, die eine Art angeborene oder zumindest schon früh erworbene Weisheit besitzen, die sich dadurch kundtut, dass sie ziemlich genau wissen, in welchen Situationen es besser ist, erst im Nachhinein zu fragen. Im Alltag sieht das dann so aus, dass sie zunächst einmal die „gemeine Schokolade", die ihnen so ins Auge sticht, auf eine so radikale Art und Weise vernichten, dass ihnen das mit dieser Schokolade auf keinen Fall noch einmal passieren kann. Die Technik besteht, wie schon angedeutet, darin, den Vater oder die Mutter erst danach um ein Stück Schokolade zu bitten, was dann natürlich nicht weiter schwerfällt, denn diese Kinder befinden sich ja bereits auf der „sicheren Seite". Bekommen sie nämlich ein „Nein" zu hören, können sie sich immer noch mit einem erstaunten „Ach, so …" und „Ach, ja, eigentlich habe ich schon …" aus der Affäre ziehen, wobei ihnen mit zunehmender Übung eine gewisse innere Zerknirschung über das eigene Fehlverhalten mit der Zeit fast näher ist als das eigene Hemd. Beflügelt von der Geist und Sinn betörenden Geschmacksfülle der Schokolade, die sie bereits verzehrt haben, bewältigen sie diese Aufgabe dann mit geradezu spielerischer Leichtigkeit.

Worin sich ein Praxischef, Jamaika-Rum und dänischer Butterkäse ähneln

Wenn jemand glaubt, ich sei zu 100 Prozent Radiologe und Chef einer Praxis, so wie ich zu 100 Prozent der Autor dieses kleinen Buches bin, dann hat er sich getäuscht. Genau genommen bin ich nämlich nur ein Eindrittelchef, also eine 33,3-prozentige Erscheinung, was manche vielleicht eher an Jamaika-Rum erinnert oder an den Fettgehalt eines eher mageren, dänischen Butterkäses. Was ich sage ist aber nichts als die Wahrheit, und zwar die reine Wahrheit, denn schließlich habe ich zwei liebe Kollegen, zwei ebenfalls 33,3-Prozentige.

Übrigens ist es manchmal gar nicht so einfach, ein 33,3-prozentiger Chef zu sein und nicht als „Mr. 33,3 Prozent“ in der zu 33 Prozent eigenen Praxis zur 100-prozentigen Schnapsfigur zu werden, was natürlich für die anderen beiden 33,3-Prozentigen auch gilt. Immerhin gehören mir 33,3 Prozent von unserem Praxislogo, also ein Drittel von unserem Regenbogen. Wenn ich das meinen Kindern erzählen würde – was ich sicher nicht tue – dann würden sie sich darüber sicher kaputt lachen, denn ein Drittel von einem Regenbogen sieht eigentlich eher aus wie der müde Rest einer mit vielen bunten Smarties dekorierten

Maulwurfstorte am Ende eines Kindergeburtstags – ich weiß, wovon ich rede.

Von der Fußmatte im Vorraum unserer Praxis gehört mir sogar die Hälfte, was damit zu tun hat, dass ich diese Fußmatte nur mit meinem etwa gleich alten Kollegen teile, worüber ich sehr froh bin. Denn ein Drittel dieser eher einem Rauhaardackel ähnelnden Fußmatte wäre wirklich ziemlich wenig. Ein bisschen leid tut mir mein zweiter Kollege natürlich schon, denn der arme Kerl – er betreibt bei uns die Kernspintomografie – hat vor seinen Räumen gar keine Fußmatte. Nun gut, er ist ja auch schließlich zehn Jahre jünger.

Außer den genannten Anteilen an unserem Praxislogo und der Fußmatte gehören mir auch 33,3 Prozent von jeder Schreibkraft, einschließlich des Computers, mit dem sie die Arztbriefe schreibt. Es ist sicher nicht einfach, so dreigeteilt durchs Leben zu gehen und das mit ungeteilter Aufmerksamkeit für jeden und meist auch mit einem geduldigen, sanften Lächeln. Vielleicht ist das ein wesentlicher Grund dafür, dass ich unseren Schreibkräften so dankbar bin und sie so schätze. Im Übrigen weiß ich, wie sich das anfühlt. Schließlich gehöre ich ja zu jeweils 33,3 Prozent meinen drei kleinen Kindern. Wie viel noch übrig bliebe, wenn ich meine Frau, die beiden Haflinger, die beiden

Zwergkaninchen und unsere drei Meerschweinchen miteinbeziehen würde, vermag ich mit meinem prozentual fragmentierten Hirn nicht auszurechnen.

Erstaunlich finde ich es auch, wie es die ja ebenfalls gedrittelten bzw. halbierten Arzthelferinnen oder MTAs schaffen, so zu röntgen, dass immer eine ganze Röntgenaufnahme bzw. eine ganze CT- bzw. MRT-Untersuchung dabei herauskommt. Zumindest musste ich bisher noch nie diktieren: „CT der rechten Hirnhälfte vom … Den Befund der linken Hirnhälfte erhalten Sie am morgigen Tag."

Bei den Anmeldekräften kommt zu dem bereits Gesagten noch die Beanspruchung durch leidgeplagte, gelegentlich auch ungeduldige oder – was glücklicherweise relativ selten ist – durch aggressive Patienten hinzu. Ganz zu schweigen von den zahlreichen Patienten, die anrufen, um aus unseren Anmeldekräften günstige Termine herauszusaugen, wie das ansonsten nur die Insekten mit dem süßen Nektar in den Blütenkelchen machen. Dieser stressvolle Anmeldebetrieb kann, wie ich mit den Jahren beobachten konnte, bei manchen Arzthelferinnen schließlich sogar zu einem Schrumpfungsprozess führen, den ich als Liliput-Syndrom bezeichne. Tragischerweise kann diese Schrumpfung kaum rückgängig gemacht werden, wenn sie gewisse

Ausmaße erreicht hat. Natürlich kann man etwas an der Bestuhlung im Anmeldebereich ändern … aber das weiter auszuführen, würde jetzt wirklich zu weit gehen.

Die Patienten sind nicht gedrittelt oder halbiert, sondern häufig patchworkartig zusammengesetzt, und zwar je länger sie bei uns sind, desto mehr, je nachdem welche Organe bei meinen Kollegen oder bei mir untersucht wurden. Der stete Wechsel von Station zu Station (Anmeldung – Wartezimmer – Umkleidekabine – Untersuchungsraum – Umkleidekabine – Wartezimmer – Arztzimmer) mutet manchmal wie eine langsame „Reise nach Jerusalem" an. Als Patient eine radiologische Praxis zu besuchen, ist an und für sich schon eine stressige Sache, auch wenn man einmal von der Angst vor dem Untersuchungsergebnis absieht. Manche Patienten werden bei dieser Prozedur immer „weniger" und irgendwie durchsichtig, und manchmal kommt es dadurch sogar zu kleineren Zwischenfällen im Wartezimmer. Neulich beklagte sich ein schmächtiger junger Mann, natürlich bei den Anmeldekräften, dass sich eine gewichtige ältere Dame mit einem ebenfalls gewichtigen Pudel fast auf ihn gesetzt hätte. Die Dame war zwar heftig geschminkt und mit Goldwerk behängt und ihr wurstförmiger Pudel schien fast aus seinem karierten Leibchen herauszuplatzen, aber furchterregend sahen die beiden nicht gerade aus, vor allem, wenn der Pudel zu jaulen aufhörte und die Dame ihr gewinnendes Lächeln aufsetzte. Es schien doch eher an dem jungen Mann zu liegen, der, durchsichtig wie er war, sich wohl gerade in ein Geistwesen zu verwandeln schien. Wir kümmerten uns dann eingehend um den Patienten und binnen kurzer Zeit war er wieder ganz in unserer Welt angekommen.

In all den geschilderten Situationen gibt es meiner Meinung nach ein Heilmittel, das meistens genauso gut wirkt wie eine Aspirin-Tablette bei vielen Formen von Kopfschmerzen: Humor. Humor entstückelt das Gestückelte, defragmentiert das Fragmentierte und ergänzt bei vielem, das prozentual zerteilt wurde das, was zu den 100 Prozent fehlt. Kurzum, Humor macht vieles heil, was vorher verquer, verkrampft und irgendwie verbogen war. Und so kann auch ein 33,3-prozentiger Radiologe in seiner Praxis zu 100 Prozent glücklich und zufrieden werden.

Mein nagender „innerer Richter“ gibt aber nicht so schnell auf und nörgelt herum, wie das denn gehen soll und welche Formen der Humor in der Praxis denn überhaupt annehmen kann und darf? Tja, da bleibt uns wohl nichts anderes übrig, als praktischerweise in die Praxis der Praxis zu gehen und zu gucken, was geht.

Situationskomik oder „was boim Sägg wegfahre bassiert is"

„Komische Situationen" gibt es ja relativ häufig in der Praxis. Meist ist das eine Art Situationskomik, die zum Beispiel auf der Kollision zweier Gedanken beruht, die dann zu Sätzen führt wie: „Bitte setzen Sie sich auf Ihren Rücken." Als ich dies neulich zu einer Patientin sagte, die zur Ultraschalluntersuchung der Brust zu mir kam, lachte sie und durch die unfreiwillige Erheiterung war ihre Angst vor einer Krebserkrankung der Brust für einen kurzen Moment wie weggeblasen. Ich freue mich immer, wenn solche unfreiwillig komischen Situationen zu einer lockeren Atmosphäre während der Untersuchungen oder Behandlungen beitragen.

Manchmal führt auch ein Aufeinanderprallen von Sprachebenen zu „komischen Missverständnissen", wie ich das erst gestern erlebte, als ein 55-jähriger Maler und Stuckateur mit starken Rückenschmerzen zu mir in die Praxis kam. Die CT-Bilder seiner Lendenwirbelsäule zeigten tatsächlich einen Wirbelbruch. Ich fragte ihn, ob er einen Unfall erlitten hätte, und daraus ergab sich der folgende kleine Dialog:

„Also, des is vor zwoi Däg boim Sägg wegfahre bassiert", erzählte der Patient. Ich antwortete darauf:„Ja, womit haben Sie die Säcke denn weggefahren, mit einer Schubkarre?“ „Na, ned so, I moin beim Sägg wegfahre“, wiederholte er energisch, was mich zu der Bemerkung veranlasste: „Ich glaube, ich verstehe nicht ganz, was Sie meinen …“

Alles Weitere ging im schallenden Gelächter meiner Mitarbeiter unter, die sofort verstanden hatten, dass der Patient mit „Sägg wegfahre“ das Segway-Fahren mit dem sogenannten elektrisch angetriebenen Einpersonen-Transportmittel meinte. Offensichtlich hatte der Patient beim Fahren mit dem Segway, bei dem man nur durch Gewichtsverlagerung steuert, das Gleichgewicht verloren und sich beim nachfolgenden Sturz den Wirbelbruch zugezogen.

Soweit zur Situationskomik. Aber Humor? Wie kann man sich das in der Praxis vorstellen?

Humor ist ein besonderer Saft

Ich war noch ziemlich klein, als mich bei einer Kommunionsfeier mein etwas beschwipster Onkel Otto schwadronierend mit dem Finger auf meiner Brust fragte, ob ich wüsste, was Humor ist. Ohne meine Antwort abzuwarten, fuhr er fort: „Weißt du, mein Kleiner, also – hicks – Humor is so ne Art Lebenssaft

…“ An dieser Stelle unterbrach ihn meine Mutter, was ich sehr bedauerte. Im Rückblick glaube ich, dass meine Mutter mich – leider mal wieder im falschen Augenblick – vor meinem Onkel „retten“ wollte. Ich mochte meinen Onkel Otto nämlich sehr, und konnte die zwiespältigen Gefühle meiner Mutter und der übrigen Familienmitglieder ihm gegenüber überhaupt nicht verstehen. Jedenfalls rief sie meinen Onkel energisch zur Ordnung, was er salutierend mit einem „Jawoll“ quittierte, bevor er mit „Rechts um – im Gleichschritt – Marsch!“ das Feld räumte, sodass ich nie erfuhr, was er mir über den Humor eigentlich sagen wollte. Zumindest merkte ich mir als Kind, dass Humor etwas mit Saft zu tun hat. Wie sehr mein Onkel damit recht hatte, verstand ich erst sehr viel später. Denn das Wort „Humor“, das auf das gleichlautende lateinische Wort „humor“ zurückgeht, bedeutete ursprünglich tatsächlich „Feuchtigkeit“. In der mittelalterlichen Medizin umfasste das auch die „Körpersäfte“, deren Mischung das cholerische, phlegmatische, sanguinische oder melancholische Temperament bewirkte. Erst im Englischen wurde der Ausdruck „good humor“, der eigentlich „gute Säftemischung“ bedeutet, zur Bezeichnung für das Temperament eines Menschen, der Heiterkeit und gute Laune verkörperte.

Gibt es denn eine Technik, wie man humorvoll wird?

Als ich neulich einem Freund davon erzählte, dass ich eine Fortbildung zum Thema „Humor in der Praxis“ geben wolle, machte er ein ziemlich angestrengtes Gesicht, etwa so wie ein Huhn, das gerade dabei ist, ein Ei der Größe XL zu legen. Nach einigem Herumdrucksen fragte er mich schließlich, ob „Humor“ und „medizinische Praxis“ denn zusammenpassen würden. Ich sagte ihm „natürlich“, „sowieso“ und „na klar“, spürte aber gleichzeitig leichte Selbstzweifel in mir aufsteigen. Vielleicht würde die ganze Sache ja total „krampfig“ werden? Ich konnte förmlich die Totenstille spüren, die sich über mein Publikum legen würde. Einzelne würden vielleicht bemüht lachen, und das würde das Ganze nur noch peinlicher machen. In meine panischen Gedanken hinein fragte mich mein Freund auch noch: „Was ist denn, wenn man sich gar nicht humorig fühlt?“ Dann fügte er nach kurzem Innehalten noch hinzu: „Sag mal, gibt es denn eine Technik, wie man humorvoll und lustig wird? Und zwar eine, die auch funktioniert, wenn einen die Kinder schon beim Aufstehen angemotzt haben, das Auto mal wieder nicht angesprungen ist und man am selben Tag noch einen Zahnarzttermin hat?“ „Hm …“, murmelte ich und musste erst einmal darüber nachdenken.

Inzwischen sind ein paar Wochen vergangen und jetzt sitze ich hier, um euch zu erzählen, was dabei herausgekommen ist. Für mich gibt es drei Techniken – Stand vom März 2016 –, wie man humorig werden kann, wenn man es noch nicht ist:

1. „Hotahiha“ oder „der Hirschhausen[2] in der Hosentasche“

Ich fange mit der einfachsten Technik an, mit dem „Hirschhausen in der Hosentasche“. Bei dieser Technik zieht man im entscheidenden Humor-Augenblick seinen „Hosentaschenhirschhausen“ (japanisch: Hotahiha [ホタヒハ])raus und blättert darin so lange herum, bis man „die Stelle“ gefunden hat, wobei man den Anwesenden im Minutentakt sagt, dass „die Stelle“ wirklich urkomisch ist und dass es ganz bestimmt nicht mehr lange dauern kann, bis man die Stelle gefunden hat. „Hm, vielleicht war es doch eher da … ich bin mir sicher, dass ich da ein Eselsohr reingemacht habe.“ Oder aber, man schiebt alles auf den eigenen „Herrn Sohn“, der die Stelle auch saukomisch fand – und sie deshalb herausgerissen hat! Als Ergänzung kann man zusätzlich die Anwesenden fortlaufend oder auch die fortlaufenden Anwesenden mit dem, was im eigenen Hirn vor sich geht, zutexten.

„AlsoneulichhatteichdieStellegleichjawoissiedenn-dieStelledieichneulichsokomischfand

[an dieser Stelle kurz Atem holen und weiter geht's]

obwomöglichmeinschlingelsohndieseiteherausgerissenhatneindasgibtesdochwohlnicht

[mit dem dramatischen Finish]

achherrjedieseitefehlttatsächlich!"

An dieser Stelle noch ein kurzes Wort zu Eckart von Hirschhausen, den ich sehr schätze. Manche Patienten haben sich etwas peinlich berührt zu der Tatsache geäußert, dass Eckart von Hirschhausen mit „ihrer Liebe durchgegangen ist" und haben sich mit Recht gefragt, wo er überall hingegangen ist, als er „mit ihrer Liebe durch den Magen durch" war. Offensichtlich scheint er ein etwas unruhiger Typ zu sein. Und da stellt sich natürlich die Frage, ob er in der Hosentasche drinbleibt, wenn man ihn hineinsteckt und wo er hingeht, wenn er nicht drinbleibt. Ich habe deshalb großes Verständnis dafür, dass es Menschen gibt– und Patienten sind ja schließlich auch Menschen –, denen es unangenehm ist, wenn sie einen hüllenlosen Hirschhausen in der Hosentasche mit sich herumtragen. Unser „Software-Experte" hat sich daraufhin mit dem Hotahiha die Nächte um die Ohren geschlagen, um Abhilfe zu schaffen, bis es ihm schließlich gelang, eine spezielle Art von Gefrierbeutel zu entwickeln. Der Humor kommt dann zwar etwas frostig, aber noch erstaunlich frisch rüber.

Was ich noch ohne Clownerie klarstellen möchte

Eckart von Hirschhausen hat durch das, was er in den letzten Jahren auf die Bühne gebracht hat, meiner Meinung nach ganz wesentlich zu einer Humanisierung und Humorisierung des Gesundheitswesens beigetragen hat. Ich denke dabei insbesondere auch an seine Klinik-Clown-Initiative. Er hat damit vielen Patienten zu einem Abbau ihrer Ängste und zu einem tieferen Verständnis von Krankheit und Gesundheit verholfen.

2. Perspektivenwechsel (mit einer Variante für Kontaktlinsenträger)

Mein Jungkollege Dr. F. H., auch „Znarf" genannt, wendet diese Methode gerne an. Er kriecht bereits um 8 Uhr morgens unter die Anmeldung – da er Hundehalter ist, weiß er, wie das geht – und tut so, als ob er etwas repariert. Wann bitte schön gibt es in einer Röntgenpraxis nichts zu reparieren! So betrachtet er das Geschehen aus der „Bentley-Perspektive"[3] (auch

Höhlenperspektive genannt), was einem die Praxismitarbeiter und Patienten wirklich auf sehr nette Weise näher bringt. Alle suchen ihn dann natürlich. Und wenn er dann erscheint, dann gleicht das einem Frühlingserwachen. Ich tendiere eher zu der entgegengesetzten Variante, die ich schon als kleiner Junge geübt habe, wenn ich ein bisschen Abstand von den Menschen brauchte. Ich verschwand aus ihrem Blickfeld, wie der „Baron auf den Bäumen“[4], um irgendwann einmal, wenn niemand mehr mit mir rechnete, wieder zu erscheinen. Das ist nicht weiter schwer, weil die meisten Menschen – ich weiß es, weil ich schon als Kind darüber Beobachtungen angestellt habe – ihre Augen den ganzen Tag lang fast ausschließlich in einem eng definierten, ca. 30 Grad umfassenden Sektor zwischen der Horizontalen und dem Boden bewegen. Zugegebenermaßen ist das in der Praxis mit den Bäumen etwas schwierig, aber es gibt ja schließlich auch noch Schränke oder Gardinenstangen. Und man wird wirklich reich belohnt, wenn man mal eine kleine gymnastische Anstrengung auf sich nimmt. Man lernt Menschen auf eine ganz andere Art kennen, wenn man sie aus der Baumkronen-Perspektive betrachtet. Über die Variante mit den Kontaktlinsen muss ich, glaube ich, kein Wort verlieren. Wer nämlich Kontaktlinsen hat, besitzt unschätzbare Möglichkeiten, ganze Menschengruppen zu bewegen (die auf der Suche nach seinen Kontaktlinsen sind) und sie dabei zu beobachten. Wahrscheinlich heißen sie auch deshalb Kontaktlinsen.

3. Einen Clown frühstücken

Wenn man diese Methode anwenden will, stellt man sich am besten erst einmal die Soft-Variante einer Mikrowelle vor. Ja, am besten stellt man sich vor, man sei ein leibhaftiges Wassermolekül auf einem Teller, der in der Mikrowelle steht. Was sich in der Mikrowelle erhitzt, sind ja die Wassermoleküle. Bis man das Gefühl eines Wassermoleküls verinnerlicht hat und eine wohlige innere Wärme spürt, kann natürlich eine gewisse Zeit vergehen. Bei intensivem Üben sollte man vielleicht ein Glas kühles Wasser griffbereit haben, um Zwischenfälle zu vermeiden, wenn man die Siedetemperatur erreicht hat. Oh ja, ich merke schon, wie es mir warm wird, wenn ich nur daran denke. Wenn man mit der Mikrowellentechnik klarkommt, stellt man sich einen Clown vor. Dabei können farbige Bildvorlagen hilfreich sein. Man schaut den Clown auf der Bildvorlage lange und liebevoll an, dann zerknüllt man den Clown und steckt ihn in den Mund. Wer eine starke Vorstellungskraft hat, kann mit etwas Übung natürlich auch auf die Bildvorlage verzichten. Wenn man einen Clown frühstückt, sind hingebungsvolle Schmatzgeräusche sehr wichtig, um mit dem Clown wirklich eins zu werden. Denn Humor hat ja wie gesagt etwas mit den Körpersäften zu tun. Wenn man es richtig macht, klingt man etwa so wie ein Chinese, der ein im eigenen Saft gegartes Hühnchen zu sich nimmt. Nachdem man den Clown zu sich genommen hat, kommt der entscheidende Moment, denn der Lebenssaft des Clowns soll ja in jede Zelle unseres Körpers gelangen. Man stellt die Mikrowelle auf 9½ Sekunden ein, springt auf den Teller und drückt auf den roten Knopf. „Ja, wo befindet sich der denn?“, höre ich einen unerfahrenen Leser fragen. Na ja, wozu hat der Mensch Hosentaschen! So was gehört zur Grundausrüstung für alle Lebenslagen. Einen roten Knopf muss man natürlich einfach immer bei sich haben. Mit ein bisschen Übung schafft man das alles spielend. Aber achtet bitte auf eure Körperhaltung, wenn ihr auf dem Drehteller steht! Da fragt man sich doch, warum es nicht viel mehr Humor in der Welt gibt, wenn das doch so einfach ist. Man nehme einen Clown zu sich, trage einen Hotahiha samt rotem Knopf in der Tasche, praktiziere ein bisschen Perspektivenwechsel und schon trieft einem der Humor aus allen Poren.

Der Lockruf des Humorkanals

Aber so einfach ist das eben nicht. Und das, liebe Leute, liegt am Humorkanal. Und diesen Humorkanal, den habe ich mit Moppel und Erwin bereits vor etwa 20 Jahren entdeckt.

Erwin ist übrigens meine sprechende Spritze mit dem treuen Hundeblick – außen ganz knuffig weich, aber innen drin ganz stark! Ich zeige euch hier ein Bild von Erwin[5].

Wir wollen euch jetzt gemeinsam erzählen, wie es zur denkwürdigen Entdeckung des Humorkanals kam:

„Sag mal, Erwin, hast du eigentlich Moppel gesehen?"

„Du weißt doch, Chef, Moppel ist ein alter Angsthase und möchte nicht auf die Bühne kommen."

„Das bin ich gar nicht!" (empörtes Piepsen aus dem Hintergrund)

„Na, dann komm mal raus und begrüß die vielen lieben Menschen hier. Schau mal, hier, lecker Möhre!"

„Hallo, Leute!" (Moppel mümmelt Möhre.)

„Sag mal, Chef, wissen die Leute denn überhaupt, was ein Kanal ist?“

„Doch, Erwin, was ein Kanal ist, wissen die alle! Allerdings gibt es viele Kanäle, zum Beispiel den Panamakanal und den Ärmelkanal …“

„Ja, Chef, und den Hosenbeinkanal und den Abwasserkanal …“

„Tja, Erwin, da hast du recht. Und dann gibt es natürlich noch den Blaumilchkanal. Wer Ephraim Kishon[6] gelesen hat, kennt den auch. Aber weißt du, Erwin, es ist eigentlich kein Wunder, dass fast niemand den Humorkanal kennt. Denn als wir den damals entdeckt haben, da haben wir nicht so viel Aufhebens davon gemacht. Wie du weißt, steht Moppel nicht so gerne im Rampenlicht. Aber jetzt, bei der Zwanzigjahr-Feier unserer Praxis, ist für mich wirklich der Zeitpunkt gekommen, von der Entdeckung des Humorkanals zu erzählen!“

Als ich vor 20 Jahren nach Lindau kam, da hatte ich Moppel und Erwin und sonst nicht viel – vor allem kein Geld. Mittlerweile sind wir alle etwas in die Jahre gekommen. Erwins Nadel ist etwas verbogen und Moppel ist ein bisschen schwerhörig geworden, nicht wahr, Moppel?

„Was sagst du, Chef, wer ist mit dem Fahrrad gekommen?"

„ICH SAGTE, DASS DU EIN BISSCHEN SCHWERHÖRIG GEWORDEN BIST."

Ja, die Anfangsmonate in unserer Praxis ... Damals arbeitete das CT ja noch sehr langsam. Gerade die Jüngeren von euch können sich das gar nicht mehr vorstellen, wie lange so eine Untersuchung dauerte, bis die Bilder endlich da waren. Und das Kontrastmittel haben wir damals noch per Hand gespritzt. Die Patienten warteten damals zum Teil so lange im Wartezimmer, dass ihnen vor Überdruss Schweinerüssel wuchsen. Und schließlich wussten wir ja nie, ob nicht in der nächsten Sekunde einer der Geier von meinem Kreditinstitut auf der Matte stehen würde. Ach ja, hier hab ich ja noch ein Foto von so einem Patienten[7], damit ihr mal sehen könnt, wie damals die Patienten aussahen, wenn sie den ganzen Nachmittag im Wartezimmer zugebracht hatten. Viele Dinge sind aus der damaligen Zeit noch erhalten. Beißringe, Luftballons, ja, und hier haben wir ja auch noch eine Laterne. Die bekam der letzte Patient, damit er sich, wenn er in den Abendstunden alleine im Wartezimmer saß, nicht so einsam fühlte. Ich selbst lernte damals Mundharmonika spielen, weil es, wie gesagt, so lange dauerte, bis die CTs fertig waren. Ich war damals in so einer richtigen Italo-Western-Stimmung und übte dauernd „Spiel mir das Lied vom Tod“[8]. Das hatte wohl auch damit zu tun, dass wir in den ersten Monaten nur drei bis vier Patienten pro Tag hatten, die wir, wie gesagt, natürlich ziemlich lange da behielten, weil sonst das Wartezimmer so deprimierend leer aussah. An jedem zweiten Tag riefen die Geldgeier von der Bank an und fragten nach, wie viele Patienten am Vortag gekommen seien. Und diese Gespräche liefen dann ungefähr so ab:

‚Hallo, Herr M. Das ist aber nett, dass Sie anrufen, um zu fragen, wie es uns geht. Wie geht es denn Ihnen?‘

‚Oh ja, danke der Nachfrage, Herr M. Wir haben viel Arbeit, ja wirklich viel Arbeit, jaha!‘

‚Wie bitte? Ach, Sie wollen wissen, wie viele Untersuchungen wir gestern hatten. Also, gestern war ein etwas schwächerer Tag. Da hatten wir fff… fünf. Wenn ich es recht überblicke, gibt es heute gewisse Anzeichen dafür, dass es mehr werden könnten.‘

‚Ach so … Sie fragen sich, ob das mit dem CT in Lindau wirklich Sinn macht. Also, Herr M., ich sehe da am Horizont eine gewisse Tendenz für einen deutlichen Aufschwung. Wissen Sie, wenn erst einmal die Anfangsschwierigkeiten überwunden sind …‘

‚Habe ich Sie richtig verstanden: Sie sehen eher die Tendenz, dass das CT wieder abgebaut wird?!‘

‚Flohmarkt? Sie machen wohl Witze!‘

‚Ja, dann schaun wir mal in den nächsten Tagen, was so läuft. Ich b… bin ganz positiv, dass sich die Lage ändert. Ja, dann bis übermorgen …‘

Ein Knacken in der Leitung zeigte an, dass Herr M. frühzeitig aufgehängt hatte.

Wenn ich am Telefon sagte, „na, so fünf Patienten“, dann war das am Anfang wohlwollend nach oben aufgerundet. Es entsprach dem Humor von Herrn M., ganz offen mit mir zu diskutieren, ob es nicht besser wäre, das CT wieder abzubauen. Meine Bemerkung, dass ein CT, mit dem man fünf Patienten untersucht und vielleicht irgendwann mal sogar zehn (was meine Vorstellungskraft damals allerdings bei Weitem überstieg), mehr einbringen würde als ein CT, das irgendwo verrottet, muss wohl sogar Herrn M. in seinem Ravensburger Geierhorst überzeugt haben – sonst würde ich jetzt irgendwo anders als Praxis-Clown arbeiten.

Ganz wesentlichen Anteil daran, dass wir diese schwere Anfangszeit im wahrsten Sinne des Wortes überlebten, hatten Frau F., die damals noch Frau D.

hieß, und Frau H. Einmal bemerkte Frau D. eine seltsame Rauchentwicklung in unserem damaligen Arztzimmer und rettete damit unsere Praxis vor dem Totalschaden. Das Arztzimmer war nämlich gleichzeitig so eine Art Aufenthaltsraum mit Herdplatten und Kühlschrank. Und ich hatte geistesabwesend die Röntgentüten der Patienten, die an diesem Tag noch kommen sollten, auf die Herdplatten gelegt und dann versehentlich eine Herdplatte angedreht. Einer noch relativ jungen Schmerztherapie-Patientin blieb dieses Ereignis so im Gedächtnis, dass sie uns am Tag ihrer letzten Behandlung eine schöne große Bratpfanne schenkte. Ihr Vater hatte eine Bratpfannen-Fabrik und sie hatte die Unterversorgung mit Küchengerät in unserer Praxis offensichtlich voll erkannt.

Wenige Monate später nahm die Zahl der Anmeldungen sprunghaft zu. Die Lindauer Ärzte hatten plötzlich entdeckt, dass es auch vor ihrer Haustür ein CT gab. Was haben wir damals geschuftet, um die Praxis aufzubauen. Fr. Sch., Frau K., Frau D., Dr. C. und ich, wir waren oft bis acht Uhr abends im CT oder in der Praxis, weil es so viel zu tun gab. Vieles war auch noch umständlicher als heute.

Ein wesentlicher Grund dafür, dass auf einmal mehr Patienten kamen, war, wie bereits erwähnt, die

Sache mit dem Humorkanal. Moppel, Erwin und ich hatten schon in Ulm Versuche mit Infrarot-Strahlenquellen gemacht, konnten aber den Humorkanal nicht richtig orten. Hier in Lindau setzten wir die Untersuchungen meist bei Freunden und Bekannten aus der Ulmer Gegend fort und zwar meist an den Donnerstagen, wenn nachmittags keine Sprechstunde war, und an den Wochenenden. Auf diese Weise gelang es uns, unsere Infrarotquelle und unseren Spezialsensor, einen thermischen Detektor, wesentlich zu verbessern.

Ja, und dann kam dieser regnerische Herbsttag im Jahre 1995, den ich nie vergessen werde. Es war der Tag, an dem Moppel, Erwin und ich tatsächlich den Humorkanal entdeckten.

Und das kam so: An diesem Tag saßen ziemlich viele Patienten mit einem angespannten und traurigen Gesichtsausdruck im Wartezimmer. Das war so eine richtige Totengräber-Stimmung und plötzlich sagte Moppel zu mir: „Chef, lass uns die ganzen Patienten doch mal mit unserer roten Infrakugel angucken." So nannte Moppel die Infrarotquelle, die wir schon in Ulm entwickelt hatten. In der linken Hand hielt ich die Infrakugel und Moppel unter einem Tuch versteckt, sodass die Patienten sie nicht sehen konnten. So gingen wir also durchs Wartezimmer, und ich sagte den Patienten, dass das ein neues Verfahren sei, um den Strahlenschutz noch weiter zu verbessern. Und während wir so an den Patienten vorbeigingen, merkte ich, dass Moppel in meiner linken Hand immer unruhiger wurde. Kaum waren wir wieder im Arztzimmer, erzählte mir Moppel ganz aufgeregt: „Chef, ich kann den Humorkanal jetzt sehen und weißt du was, wenn die Infrakugel nicht schon wieder kahätsch ist, dann sieht es so aus, als ob der Humorkanal bei allen, die im Wartezimmer sitzen, mit einem Stöpsel verstopft ist." Moppel hat eine etwas „volkstümliche Sprache"[9], muss man wissen, und wenn sie „kahätsch" sagt, meint sie damit, dass etwas kaputt ist. „Nur bei dem kleinen achtjährigen Mädchen, das uns so nett angelächelt hat, hab ich keinen Stöpsel gesehen", fügte sie hinzu. Wir schauten uns danach natürlich alle anderen Patienten auch durch die rote Infrakugel an, und es stellte sich heraus, dass unser Sensor nicht „kahätsch" war. Moppel hatte recht.

Bei den meisten Patienten verlief der Humorkanal zwischen dem Herzen und der Speiseröhre und mündete in den Magen. Der Stöpsel, den Moppel gesehen hatte, fand sich genau an der Eintrittsstelle des Humorkanals in den Magen und wies in der Regel lauter winzige Saugnäpfe auf. Mit einiger Übung konnte man mithilfe der Infrakugel erkennen, wie sich der Lebenssaft im Humorkanal zurückstaute und auf das Herz drückte. Erwin begann sich jetzt auch für die Sache zu interessieren und stellte eine Theorie auf, dass die Leute, die traurig waren, meist einen dunkelblauen Stöpsel hatten, die ärgerlich angespannten Patienten einen wutschnaubend-roten und die ängstlichen einen „sicherpassiertgleichwas"-gelben. Wir stellten auch fest, dass die Menschen, die einen solchen Stöpsel im Humorkanal stecken hatten, nicht mehr richtig herzhaft lachen konnten. Denn gerade beim herzhaften Lachen braucht man ja das Zwerchfell, in dessen Bereich sich der Stöpsel festgesaugt hatte. Das Lachen dieser Patienten klang flach und hohl und über ein mutloses Auflachen kamen sie oft nicht hinaus. Erwin hatte die tolle Idee, die Patienten kleine Piranha-Babys schlucken zu lassen, die den Stöpsel durchfressen sollten. Er hat wirklich einen etwas eigenartigen Humor. Ich konnte ihn schließlich davon überzeugen, dass die Piranha-Babys alles andere eher fressen würden und der Stöpsel vielleicht das Einzige wäre, was von unseren Patienten übrig bliebe. Mittlerweile weiß ich, dass Piranhas durchaus wählerisch sind, und es sogar Piranhas gibt, die Körner fressen statt Fleisch. Moppel meinte, man könnte doch versuchen, die Stöpsel mit einem Faden herauszuziehen und ich baute etwas, das wie eine Angel aussah. Hier habe ich übrigens noch so eine Humorkanal-Angel (zieht neongelbe Angelkonstruktion aus Koffer). Damals begann ich zu begreifen, dass Humorforschung und Höhlenforschung eine ganze Menge miteinander zu tun haben. Wir brauchten also eine Lampe. Ach ja, hier hab ich sie. Nicht, dass ihr meint, dass es sich dabei um eine banale Taschenlampe handelt. Das ist ein Präzisionsinstrument, das speziell für die Humorforschung entwickelt wurde. Ja, und so sahen die Stöpsel aus. Vereinzelt könnt ihr auch noch die kleinen Saugnäpfe erkennen, mit denen sich die Stöpsel an der Wand des Humorkanals festsaugen. Über die Jahre bekamen wir ne ganz hübsche Sammlung mit blauen, roten und gelben Stöpseln zusammen. Es war die reine Pracht. Ganz wichtig war auch der „rote Faden", den wir immer verwendeten. Wir stellten nämlich fest, dass bestimmte Fäden ihren Weg zum Stöpsel leichter fanden als andere – nämlich die roten. Die Patienten waren anfänglich etwas skeptisch, aber Erwin sorgte mit seinem herben Charme dafür, dass sie nichts davon merkten, wenn Moppel und ich bei ihnen „angeln" gingen, und so lief alles ganz prima. Eines Tages entdeckten wir, dass die Bergung der Stöpsel noch besser gelang, wenn der Patient zu lachen versuchte. Wir nannten das den „Lockruf des Humorkanals". Am Anfang klang das Lachen der Patienten noch etwas schräg, etwa so wie der Anlasser eines Autos, wenn die Batterie leer ist. Wenn sich dann aber die Schlinge des roten Fadens um den Stöpsel legte und sich der Stöpsel mit einem sanften „Plopp“ aus dem Kanal löste, dann war das eine helle Freude. Das Lachen ging dann plötzlich wie von selbst und klang ganz befreit und gelöst. Das heißt nicht, dass diese Menschen nicht mehr krank waren, aber ihre Einstellung zum Leben und zu ihrem Kranksein als Teil dieses Lebens veränderte sich nach der Entfernung des Stöpsels. Da die Patienten ihren Humor wiedergefunden hatten, entspannte sich die gesamte Atmosphäre und zwar nicht nur im Wartezimmer, sondern auch bei den Untersuchungen und Besprechungen. Erwin, Moppel und ich waren davon natürlich total begeistert. Die humorvolle Stimmung wirkte sich sogar auf die Art der Rechnungen aus, bei denen wir die Möglichkeiten und Fähigkeiten der Patienten berücksichtigten[10].

„Hunofako“ – der Humornotfallkoffer

Ja, das waren die ersten Jahre, als die Praxis sich noch auf der Lindauer Insel befand. Mein Vorgänger hatte mir schöne große Spinnweben im Mammografieraum hinterlassen und eine wandfüllende herbstliche Tapete im Wartezimmer. Diese Tapete, deren Wirkung man sich kaum entziehen konnte, vermittelte eine Art Friedhofsstimmung, sodass sogar die Patienten, denen es gut ging, an ihr Testament, an Bestattungsarten oder an Themen wie zeitgemäße Grabsteingestaltung zu denken begannen. Zwischen all dem konnte man das sanfte Klack-Klack der alten Adler-Schreibmaschine hören, mit der Frau D. damals die Skriboren[11] schrieb und Frau H. ihre ersten Befunde. Einen Aufzug gab es nicht, was für nicht gehfähige ältere Patienten einen erheblichen Umstand, wenn nicht gar ein unüberwindbares Hindernis bedeutete. Die Entwicklungsmaschine für die Röntgenaufnahmen hatte dagegen die Tendenz, sich, der Schwerkraft entsprechend, in die andere Richtung zu verabschieden – nämlich durch den Boden hindurch ins darunterliegende Stockwerk. Der Boden unter der Maschine hatte sich nämlich durch eine Leckage, die wahrscheinlich schon seit Längerem bestand, teilweise aufgelöst. Ich erwähne dies, um dem Gerücht entgegenzutreten, dass wir nur deshalb in unsere neuen Praxisräume gegenüber vom Krankenhaus umzogen, weil wir die Tapete, die uns den Dauerherbst im Wartezimmer garantierte, nicht von der Wand herunter bekamen. Bei alledem war unser Praxisalltag dennoch auf eine unaufgeregte Weise angenehm, ja geradezu beschaulich. Die Praxisräume hatten lange Jahre gute Dienste geleistet. Aber mit den zunehmenden Anforderungen an eine Radiologie, die sich in stetem technischem Wandel befand, mussten sich schließlich auch die Räumlichkeiten ändern, sodass wir direkt gegenüber vom Krankenhaus neue Räume bezogen.

Heutzutage ist der Praxisalltag hektischer, was natürlich insbesondere für den CT- und MRT-Betrieb im Krankenhaus gilt. Die allermeisten Patienten sind wirklich freundlich, das muss man sagen, und zwar auch dann noch, wenn es ihnen sichtlich nicht gut geht. Viele Patienten bewundere ich auch dafür und hoffe, dass ich, wenn es mir selbst vielleicht eines Tages schlecht geht, auch noch so positiv mit meinen Mitmenschen umgehen kann. Wie aber geht man mit Patienten um, die trotz aller Geduld und Fürsorge nur schwer zu ertragen sind? Gerade hier kann Humor sehr hilfreich sein, Abstand von der jeweiligen Situation zu gewinnen und das Verhalten eines Patienten nicht zu sehr auf sich selbst zu beziehen. Dazu muss der eigene „Humorkanal" natürlich frei sein. Und dahinter steckt, wie die Erfahrung vieler Jahre gezeigt hat, mehr Arbeit, als es zunächst den Anschein hat. Fast jeder, der sich schon einmal mit dem Thema befasst hat, könnte wahrscheinlich einen Trick oder eine Methode benennen, die ihm oder ihr schon einmal dabei geholfen haben, „den Humorkanal zu entstöpseln". Eine lebendige Vorstellungskraft ist dabei sicher von Vorteil, wobei, wie für das Gedächtnis und die Bauchmuskulatur, ein bisschen Training durchaus förderlich ist. Zu diesem Zweck möchte ich euch meinen „Humor-Notfallkoffer" (kurz „Hunofako") vorstellen, der bestimmte Dinge enthält, die sich für mich in humorfreien Situationen als hilfreich erwiesen. Das Gute an so einem Koffer ist, dass man all das rausschmeißen kann, das einem nicht von Nutzen ist, und stattdessen all das reinpackt, was man braucht. Also, dann wollen wir mal schauen, was in meinem Koffer im Augenblick drin ist:

- Da hätten wir zunächst Kenbi, den Papagei, der den Patienten, die euch auf die Nerven fallen, so lange auf die Nerven geht, bis sie euch nicht mehr auf die Nerven fallen. Sein Name weist auf einen ehrlichen Krieger hin, der weise Entscheidungen trifft. Genau wie der Jedi-Ritter Obi-Wan Kenobi aus dem Weltraum-Epos „Krieg der Sterne", nach dem er benannt ist, wird Kenbi, der Papagei, nicht willkürlich Leute nerven. Er nervt mit viel Verstand und Gefühl.

- Dann wäre da noch die Mini-Bratpfanne „Happy Birthday" aus Gusseisen mit einem Durchmesser von zwölf Zentimeter. Bei diesem wunderbaren Haushaltsgerät, das mir mal vor Jahren aus der Reklamebeilage eines deutschen Käseblatts direkt ins Auge sprang, handelt es sich um ein deutsches Markenfabrikat, das in jede Schublade passt und bei Bedarf auch zur Regelung privater Konflikte eingesetzt werden kann.

- Weniger schlagkräftig, aber sehr effektiv sind die sogenannten „Luftrüssel“[12], mit denen man aufdringliche Patienten auf Abstand halten kann.

- Und dann hätten wir noch Smiffy's Bubble Gun, eine Seifenblasenpistole, auf Wunsch auch mit LED-Beleuchtung, mit der man in schwierigen Situationen die Lage im Anmeldebereich schnell klären kann.

- Außerdem verwahre ich für Härtefälle noch einen Baskerville-Maulkorb[13] in meinem Koffer. Man kann den Maulkorb zum Beispiel einsetzen, wenn Patienten nach zehnminütiger Schilderung noch nicht über die Beschreibung der eigenen Kindheit hinausgekommen sind oder sich gegenseitig beißen. Da der Maulkorb bei uns gerade in familiärer Anwendung ist, kann ich euch leider nur eine Abbildung zeigen.

Eine sehr wichtige Sache außer dem Humor-Notfallkoffer ist die Gorilla-Maske für die Gorilla-Atmung. Habt ihr schon mal einem Gorilla beim Atmen zugeschaut? Beim Einatmen weitet sich seine Affenbrust – deshalb klingt das auch so eindrucksvoll beim Trommeln - und beim Ausatmen lässt er die Luft langsam und völlig lässig aus seinem Affenkörper entweichen. Entscheidend ist dabei die Elastizität des Brustkorbs und des gesamten Rumpfes, die auf einer gut tonisierten Muskulatur beruht. Wenn man die Gorilla-Atmung lernen und praktizieren will, ist es natürlich hilfreich, sich auch wie ein Gorilla zu verhalten. Dabei ist eine Affenmaske nützlich. Schwarze Handschuhe sind auch nicht schlecht. Welcher übel gelaunte Patient könnte sich wohl dem Charme einer Gorilla-Frau im Anmeldebereich einer Arztpraxis entziehen, die auf der Suche nach seinen Unterlagen an den Karteischränken rauf- und runterklettert und nebenbei ganz gemütlich eine Banane verspeist.

Tja, es wird wohl einige Arbeit kosten, das, was ich euch hier beschrieben habe, ins Qualitätsmanagement radiologischer Praxen einzubringen.

Bleibt noch die Frage, was man tun kann, wenn der Patient von der Affen-Frau an der Anmeldung unbeeindruckt bleibt? Nach meiner Erfahrung gibt es für solche Fälle die ultimative Lösung, nämlich die Zeit „rückwärts laufen zu lassen". Nicht umsonst sprechen doch viele von der „guten alten Zeit". Was, ihr sagt, das geht nicht? Na, und ob das geht! Schaut euch mal diese Uhr an, die mein treuer neunjähriger Mitarbeiter Jonathan angefertigt hat. Die Uhr zeigt jetzt 12 Uhr an. Ja, und ihr seht, wenn der Zeiger auf dieser Uhr weiterwandert, dann kommt er zur 11 und zur 10 und so ist es nach dreistündiger Wartezeit erst 9 Uhr[14]. Und der Patient geht erfrischt nach Hause, denn sein Tag liegt ja noch vor ihm. Ihr könnt für die „Zeitumstellung" übrigens denselben roten Knopf verwenden, den ihr auch schon für die Mikrowelle genommen habt.

Sollte das aber nicht klappen, dann gibt es immer noch die ultimative Ultimativ-Lösung mit den Piranha-Babys. „Die mischen wir, entsprechend dem Motto ‚Geben ist seliger denn nehmen', dem Kontrastmittel bei, das bei uns Piranholux[15] heißt", erzählte ich meinem humorresistenten Freund und fragte ihn beiläufig, ob er nicht bereit wäre, das Piranholux selbst zu testen. Ich fügte hinzu, dass er in meinen Augen das ideale Versuchskaninchen – entschuldige, Moppel! – … äh, der ideale Versuchsmensch sei, und fragte ihn, ob wir das Piranholux für ihn eher auf Erdbeere oder auf Vanille abschmecken sollten. Er murmelte daraufhin etwas von „dringendem Termin" und hatte es plötzlich sehr eilig. Seltsamerweise habe ich ihn seitdem nicht mehr gesehen. Ich hätte vielleicht hinzufügen sollen, dass die Piranhas, die wir verwenden, Vegetarier sind und nur Körner fressen … und natürlich Humorkanal-Stöpsel.

Anhang 1:

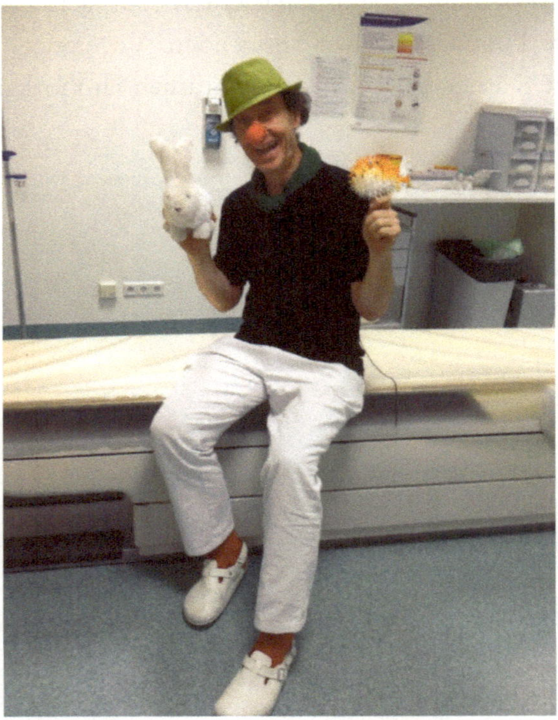

Der Autor als Radiohumorist mit Moppel und einem Piranha-Baby

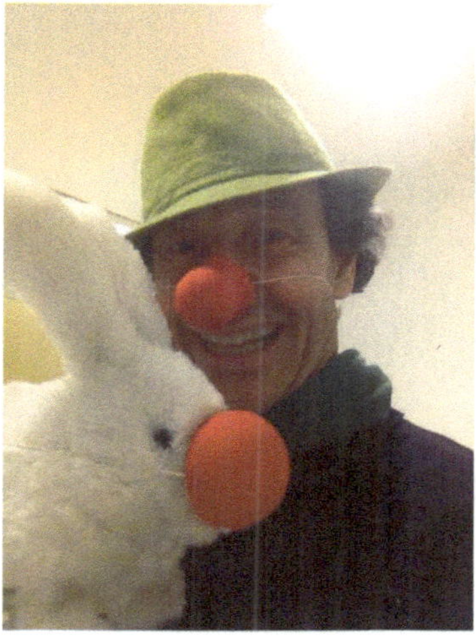

… mit Moppel

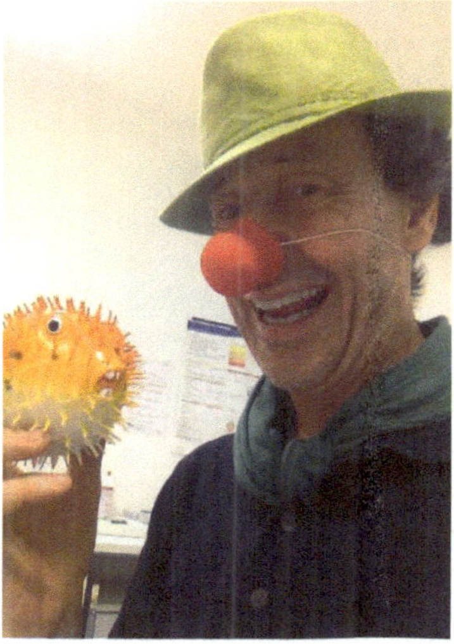

... mit Piranha-Baby

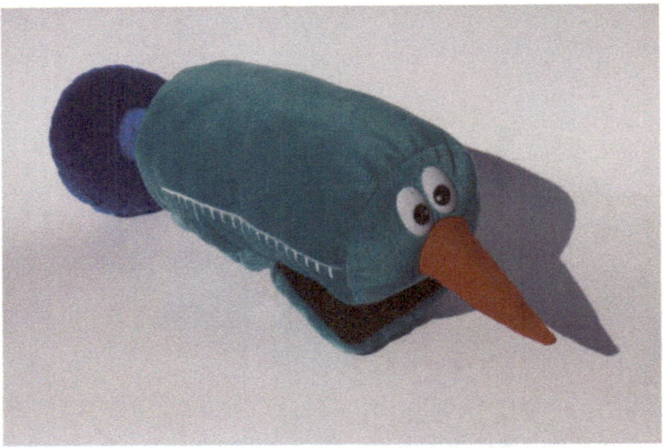

Erwin, die „sprechende Spritze“ mit dem treuen Hundeblick – außen knuffig weich, aber innen drin ganz stark!

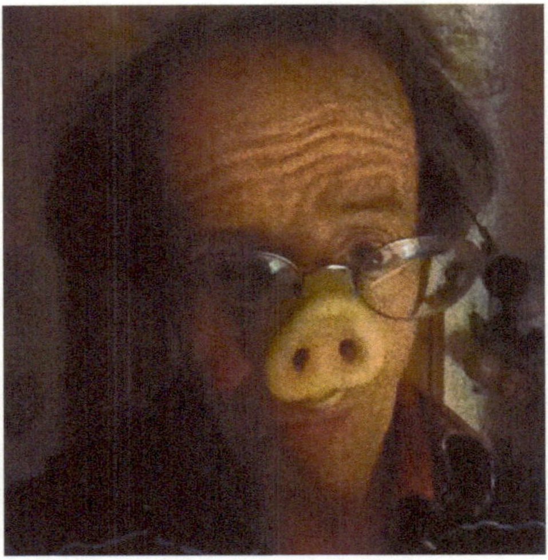

Der letzte Patient im Wartezimmer im schwachen Lichte der Laterne.

Anhang 2:

Moppel verfasste schon immer gerne kleine Verse, Gedichte und Lieder. Auf Moppels Wunsch gebe ich hier eines davon wieder.

Zu diesem Gedicht wurde Moppel inspiriert, als ein Patient, von dem wir dachten, er sei nach seiner CT-Untersuchung versehentlich schon nach Hause gegangen, nur mit seiner Unterhose bekleidet an der Anmeldung erschien und uns fragte, ob er noch in der Kabine warten müsse.

„Ach, Schwester“

Ach, Schwester, ich hab hier lang genug gesessen. Ach, Schwester, wann lassen Sie mich raus. Ich hab' doch gar nichts ausgefressen. Ach, Schwester, wann darf ich denn nach Haus?

Anhang 3:

Beispiel für eine „kulinarische Rechnung“, in diesem Fall an die Eigentümerin eines Bioladens:

Rechnung

Für ärztliche Bemühungen erlaube ich mir im Namen der radiologischen Gemeinschaftspraxis Dr. Gülden, Dr. Causov, Dr. Häckl, 88131 Lindau, zu liquidieren.

Datum: 29.09.2014

1	Befundbesprechung	2 Schw.ohren
5	Mundhöhlen-Inspektion	2 Schw.ohren
75	Krankheits- und Befundbericht	3 Schw.ohren
5370	Computertomogr. Zahnbereich	8 Schw.ohren
5377	Zuschlag computergest. Analyse	4 Schw.ohren
KMF1	Zahnhygiene 1a	abzgl. 2 Schw.ohren
KMF3	keine Bissverletz. bei Mundinsp.	abzgl. 4 Schw.ohren
KMF7	Pat. randaliert nicht im CT	abzgl. 2 Schw.ohren
KMF8	Pat. lächelt (ca. 30 Mal)	abzgl. 3 Schw.ohren
KMF9	Pat. sehr geduldig u. freundl.	abzgl. 3 Schw.ohren

Wir bitten freundlichst um Lieferung der Schweineohren an unsere radiologische Praxis binnen 14 Tagen.

Gesamtbetrag: **5 Schweineohren**[16]

Anhang 4:

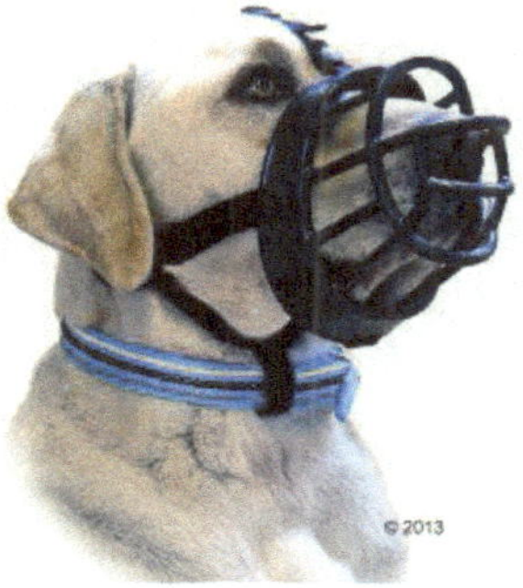

Maulkorb Baskerville Ultra von Zooplus

Extrem robuster, ergonomisch geformter Maulkorb aus hochwertigem Kunststoff für höchsten Tragekomfort, mit Neoprenpolsterung und dreifacher Befestigungsmöglichkeit für maximale Sicherheit. Der sorgfältig entwickelte Maulkorb Baskerville Ultra kombiniert maximale Sicherheit mit höchstem Tragekomfort für den Patienten. Er besteht aus hochwertigem Kunststoff, der nicht nur extrem robust und lange haltbar, sondern auch biegsam ist und sich angenehm warm und weich anfühlt. Der Patient kann ganz normal hecheln, trinken und sogar aus der Hand gefüttert werden.

Anhang 5:

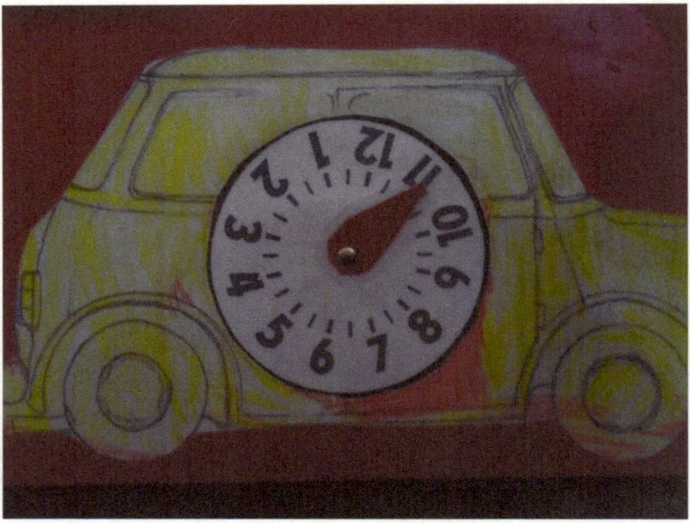

Von meinem kleinen Mitarbeiter Jonathan

Anmerkungen

1. Woody Allen: Ohne Leit kein Freud, S.11, Hamburg (Rowohlt) 1981

2. Eckart von Hirschhausen ist Mediziner, Kabarettist und Moderator, bekannt aus dem Fernsehen und für Bücher wie dieses: Hirschhausen, Eckart von: Wohin geht die Liebe, wenn sie durch den Magen durch ist, Hamburg (Rowohlt) 2012

3. „Bentley" ist der Name von „Znarfs" Hund.

4. „Der Baron auf den Bäumen" ist ein Roman von Italo Calvino (1923–1985). Er handelt von einem zwölfjährigen Baron namens Cosimo Piovasco di Rondò, der am 15. Juni 1767 beschließt, seine dekadente aristokratische Familie zu verlassen und fortan nur noch in den Bäumen zu leben. Wer weiß, ob ich mich nicht im Alter von zwölf Jahren auch für ein Leben in den Bäumen entschieden hätte, wenn mein Vater Baron gewesen wäre.

5. Es handelt sich hierbei um eine ca. 40 cm lange Stoffspritze aus grünem Plüsch mit einer großen roten Spitze, einem blauen Stempel und freundlichen schwarzen Augen (s. a. Abbildung in Anhang 1).

6. Kishon, Efraim: Der Blaumilchkanal. Satirische Szenen, München (Langen Müller) 1986

7. s. a. die Abbildung in Anhang 1

8. Ennio Morricone: Soundtrack zum Film „Spiel mir das Lied vom Tod", 1968

9. Ein kleines Gedicht von Moppel, als Beispiel dafür, wie sehr sie die deutsche Sprache liebt, findet sich in Anhang 2.

10. Ein Beispiel für eine solche Rechnung findet sich in Anhang 3.

11. Papierstreifen, mit denen Name und Geburtsdatum des Patienten auf die zugehörigen Röntgenaufnahmen aufbelichtet wurden.

12. Luftrüssel ist die marktgängige Bezeichnung für eine Faschingströte, manche sagen auch Rollpfeife. Als ich die Luftrüssel kaufte, war in

diesem Geschäft auch eine Dame anwesend, die nach demselben Artikel suchte. Sie lächelte den Verkäufer an und fragte ihn, ob sie nicht auch so einen „Lustrüssel“ haben könne. Der Verkäufer errötete heftig, was wiederum die Dame verwirrte, denn offensichtlich hatte sie ihren kleinen Versprecher nicht bemerkt.

13. s. a. die Abbildung in Anhang 4 mit Beschreibung.

14. s. a. die Abbildung in Anhang 5

15. Das Kontrastmittel, das wir üblicherweise in unserer Praxis z. B. für die Darstellung des Magen-Darm-Traktes bei CT-Untersuchungen einsetzen, heißt „Gastrolux“. Zur Beruhigung der Patienten, die schon einmal Gastrolux als Kontrastmittel eingenommen haben – und das sind eine ganze Menge – sei hinzugefügt, dass „Gastro“ (von lat. gaster) kein gefräßiger Fisch ist, sondern „Magen“ bedeutet.

16. Mit „Schweineohren“ meine ich hier die süßen Teilchen, die auch Vegetarier gerne mögen.

FSC
www.fsc.org
MIX
Papier | Fördert
gute Waldnutzung
FSC® C083411

Kolibri 360 GmbH
Ferdinand-Jühlke-Straße 7
99095 Erfurt, Deutschland
produktsicherheit@kolibri360.de